CONTRIBUTION A L'ÉTUDE

DE LA

NÉVRALGIE TESTICULAIRE

ET DE SON TRAITEMENT PAR LA RÉSECTION NERVEUSE

PAR

Le Dr H. PATUREAU-MIRAN
Ex-interne des Hôpitaux de Poitiers et de l'Hôpital St-Denis

PARIS
G. STEINHEIL, EDITEUR
2, RUE CASIMIR-DELAVIGNE, 2
1901

CONTRIBUTION A L'ÉTUDE

DE LA

NÉVRALGIE TESTICULAIRE

ET DE SON TRAITEMENT PAR LA RÉSECTION NERVEUSE

HAVRE – IMPRIMERIE A.-G. LEMALE – HAVRE

CONTRIBUTION A L'ÉTUDE

DE LA

NÉVRALGIE TESTICULAIRE

ET DE SON TRAITEMENT PAR LA RÉSECTION NERVEUSE

PAR

Le Dr H. PATUREAU-MIRAN

Ex-interne des Hôpitaux de Poitiers et de l'Hôpital St-Denis

PARIS

G. STEINHEIL, EDITEUR

2, RUE CASIMIR-DELAVIGNE, 2

1901

CONTRIBUTION A L'ÉTUDE

DE LA

NÉVRALGIE TESTICULAIRE

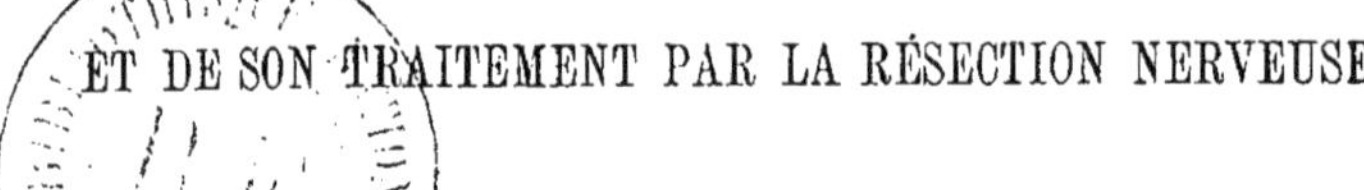

ET DE SON TRAITEMENT PAR LA RÉSECTION NERVEUSE

INTRODUCTION

La névralgie testiculaire est une affection rare, et c'est assurément à cette cause qu'il faut attribuer le peu d'attention que lui a accordé de tout temps la littérature médicale.

Les ouvrages classiques de pathologie sont muets sur ce sujet, et les traités spécialement consacrés à l'étude des maladies des organes génitaux lui accordent à peine quelques pages. Dans ces conditions, le travail que nous présentons ne peut être de longue haleine ni fortement documenté.

L'idée première nous en a été fournie par MM. Monod et Arrou, et nous les remercions bien vivement. M. Chipault a apporté la plus grande amabilité à nous fournir les documents qu'il possédait.

Avant d'en commencer l'étude, nous nous faisons un devoir de remercier les maîtres qui nous ont formé.

Nous avons eu les meilleurs rapports avec nos maîtres de l'École de Poitiers. C'est à eux que nous devons les premiers principes. M. Delaunay, par sa bienveillance et son dévouement jamais démentis, s'est acquis des titres tout particuliers à notre reconnaissance.

MM. Ferrand, Descroizilles, Rendu, Monod et Arrou, nous ont donné la plus large part de nos connaissances cliniques.

Nous avons gardé le meilleur souvenir de l'enseignement si profitable de M. le professeur Budin.

Nous avons passé deux années à l'hôpital de Saint-Denis. Dans le service de M. Le Roy des Barres, nous nous sommes familiarisé avec les accidents du travail, si fréquents dans ce milieu industriel. Nous le remercions de la bienveillance qu'il nous a témoignée.

L'enseignement clinique de M. le Dr Izenard nous a été très profitable; nous lui savons beaucoup de gré de la large initiative qu'il a bien voulu nous accorder dans son service d'accouchement.

M. le Dr Feltz, pendant les deux années où il fut notre chef, a été pour nous prodigue de conseils pratiques, dictés par sa longue expérience de la clientèle. Il n'a cessé de nous témoigner la plus vive sympathie. Nous tenons à l'assurer de notre profonde reconnaissance.

Nous prions M. le professeur Raymond d'accepter nos remerciements pour l'honneur qu'il nous fait en présidant cette thèse.

CHAPITRE PREMIER

Historique. — Étiologie. — Symptomatologie.

Historique.

La première observation de névralgie testiculaire semble être celle publiée dans les *Œuvres posthumes* de Cl. Pouteau, chirurgien de l'Hôtel-Dieu de Lyon, œuvres éditées en 1783, mais elle envisage plutôt le côté thérapeutique de la question que sa forme clinique. Il en est de même des deux cas étudiés par Chaussier, quelques années plus tard, sous le nom de névralgie iléo-scrotale.

Astley Cooper, en 1837, est le premier qui consacre un chapitre à la question.

Sarrau en 1841, dans sa thèse inaugurale, donne la première monographie complète de cette affection.

En 1856, Curling, dans son *Traité des maladies du testicule, du cordon spermatique et du scrotum*, reprend le sujet et s'efforce de distinguer la névralgie testiculaire du testicule douloureux, « irritabile testis ». D'après lui, la névralgie testiculaire serait limitée aux nerfs spermatiques et à la peau du scrotum, tandis que dans le testicule douloureux, celui-ci est le siège de la douleur, laquelle est généralement bilatérale. Dans ce Traité, Curling rapporte plusieurs observations de médecins anglais, mais insiste toujours sur la question du traitement.

Cette distinction est niée par Gosselin, qui rapporte six observations personnelles, et Kocher se rallie à l'opinion de Gosselin.

Laboulbène effleure le sujet en 1860, dans sa thèse d'agrégation sur les *névralgies viscérales*.

Mauriac, en 1870, décrit les troubles névralgiques consécutifs à l'orchi-épididymite blennorrhagique, que ces troubles s'établissent d'emblée ou au contraire un temps plus ou moins long après les accidents aigus.

En 1886, M. Terrillon, dans une communication faite à la *Société de chirurgie de Paris* (séance du 15 novembre), reprend la question et émet l'hypothèse que le terrain n'est pas sans influence sur le développement de cette affection.

Cette théorie est basée sur des observations de M. Charcot, relatives à des enfants présentant des douleurs testiculaires analogues à celles observées chez certaines hystériques au niveau des ovaires et s'accompagnant des troubles habituels de l'hystérie : « anesthésie cutanée limitée, anesthésie du pharynx, diminution du champ visuel ».

Depuis lors, la question a été complètement délaissée et nous n'avons rien pu trouver dans les publications périodiques françaises ou étrangères jusqu'à la communication de M. Chipault, que nous rapportons ici presque entièrement.

Étiologie.

La névralgie testiculaire est, comme nous l'avons déjà dit, une affection peu fréquente; tout au moins elle atteint rarement une intensité assez violente pour amener le malade à consulter un médecin. Nous devons faire remarquer que depuis que notre attention a été attirée sur ce sujet, nous avons eu connaissance d'un certain nombre de cas de névralgies testiculaires légères, se reproduisant soit à la suite de marches fatigantes, soit simplement aux changements de température; dans tous les cas sauf un, la blennorrhagie nous a été avouée, et la névralgie a toujours été postérieure à l'infection gonococcique. Ces névralgies se calment du reste par la chaleur et le repos. Nous les signalons simplement sans vouloir en tirer aucune conclusion, mais nous pensons que la question mérite d'être reprise.

La névralgie testiculaire semble être l'apanage presque exclusif de l'âge adulte et de l'adolescence; elle est très rare chez le vieillard, et chez l'enfant semble être une manifestation hystérique. La prédisposition et l'hérédité ne sont pas sans influence.

Les causes qui ont été incriminées comme susceptibles de produire la névralgie testiculaire sont nombreuses; pour en faciliter l'étude, nous distinguerons :

1° Les névralgies ne s'accompagnant d'aucune lésion du testicule ou de son canal excréteur; 2° les névralgies dues à une lésion de l'organe ou de l'épididyme; 3° des névralgies symptomatiques d'une lésion périphérique plus ou moins éloignée.

C'est ainsi que Humphrey rapporte un cas dans lequel la névralgie fut consécutive à un abcès du testicule; Brodie et Kocher l'ont vue causée par une petite tumeur; Terrillon par un fibrome.

Les kystes de l'épididyme, le varicocèle, l'hydrocèle, les affections du rein et en particulier les coliques néphrétiques sont les causes que l'on retrouve le plus souvent dans les observations, soit qu'il y ait des troubles de compression, soit une irritation locale, soit encore une irradiation douloureuse. De même aussi dans deux cas, la douleur était produite par une hernie et par un bandage défectueux.

Une affection que l'on retrouve assez souvent à l'origine de la névralgie testiculaire, est l'atrophie du testicule et particulièrement l'atrophie consécutive à un traumatisme. Curling et Terrillon ont été amenés à pratiquer la castration dans deux cas de cet ordre.

La nodosité ou l'induration que l'on observe sur l'épididyme consécutivement à l'épididymo-orchite blennorrhagique, peuvent également être le point de départ des crises douloureuses.

Dans un certain nombre de cas, aucune cause n'a pu être découverte; il semble donc qu'il y ait alors névralgie essentielle. Cooper, dans une de ses observations, rapporte avoir enlevé à un malade les deux testicules et n'avoir trouvé après examen et dissection consciencieuse, aucune altération anatomique appréciable. Nous citons ce fait non pour en tirer argument en faveur de la névralgie essentielle, car les lésions ont pu être inaperçues et exister néanmoins, mais parce qu'il nous a paru trop important pour le passer sous silence. Il prouve, en effet, à quel point les malades peuvent être affectés, sans pour cela présenter des lésions palpables.

Nous proposant de faire ressortir les bons résultats que donne la résection dans les cas rebelles et non de rechercher les causes productrices de la névralgie, nous ne rapporterons pas les observations déjà publiées où sont mis en évidence les différents facteurs que nous venons de passer en revue ; par contre, nous donnerons avec beaucoup de détails les observations de MM. Chipault et Monod qui sont la base de notre thèse.

Symptomatologie.

La névralgie testiculaire peut présenter de nombreuses variations dans ses phénomènes : généralement son début est insidieux; elle s'établit progressivement et la période prodromique peut être de plusieurs années, pendant lesquelles la maladie procède par crises plus ou moins violentes suivies de rémissions. Parfois on observe de simples douleurs ne durant que quelques minutes, mais laissant à leur suite une sensation de pesanteur dans le testicule, assez pénible. Le coït, la marche, la défécation peuvent suffire à ramener les crises douloureuses, comme aussi être sans action aucune.

Un phénomène curieux et intéressant à constater est la contraction du crémaster, mais il ne s'observe pas toujours. Dans ces cas, le testicule est entraîné au niveau de l'anneau inguinal externe; tantôt la contraction est permanente, tantôt on observe une véritable danse du testicule.

En général, l'attitude des malades est caractéristique, surtout dans la marche et la station debout. Le sujet a les jambes écartées, le corps penché en avant et les cuisses fléchies, cherchant à éviter tout froissement ou contact susceptible de provoquer ou d'entretenir la douleur. Parfois les crises sont tellement violentes que la face se grippe, des vomissements se produisent et le corps est couvert de sueur. Puis les phénomènes s'amendent, le malade perd son anxiété mais reste plusieurs heures gêné par une sensation douloureuse de pesanteur dans le scrotum.

Heureusement les crises ne présentent pas toujours cette intensité et tout se borne à des douleurs vives et irradiées ne durant que quelques minutes.

Les rémissions ne sont pas rares, parfois même assez longues pour laisser croire à une guérison définitive ; mais une nouvelle crise se produit, tirant le malade de sa quiétude, le désespérant par son caractère rebelle et le poussant à tout tenter, même la castration, pour se débarrasser d'une affection qui lui rend la vie insupportable.

CHAPITRE II

Diagnostic et pronostic.

Diagnostic.

Le diagnostic est généralement facile et prête peu à la confusion.

La tuberculose, la syphilis et les néoplasmes des organes génitaux externes sont généralement peu douloureux; les changements de volume et de consistance qu'ils impriment au testicule et à l'épididyme ne se rencontrent pas dans la névralgie.

L'orchite névralgique ainsi que les névralgies testiculaires décrites par Mauriac se rencontrent surtout chez les hystériques et les nerveux, dont l'axe cérébro-spinal réagit par prédisposition congénitale plus vivement que de coutume.

Le varicocèle encore peu prononcé peut, à ses débuts, en imposer à un examen superficiel et faire croire à une névralgie essentielle. Les démangeaisons qui l'accompagnent généralement, le point de départ lombaire de la douleur, l'action du froid et de la chaleur, faciliteront le diagnostic.

Les coliques néphrétiques douloureuses, avec irradiation testiculaire, ainsi que les calculs du bassinet, n'induiront pas en erreur un esprit prévenu de la possibilité du fait.

Les affections qui nous semblent le plus susceptibles d'être confondues avec la névralgie testiculaire sont la névralgie iléo-lombaire, la névralgie du honteux interne et le testicule hystérique.

On se rappellera que dans la névralgie du honteux interne, la douleur est surtout une douleur périnéale et pénienne. *Le testicule est indemne.*

Dans la névralgie iléo-lombaire, outre que celle-ci présente comme phénomène capital une hyperesthésie très notable de la peau du scrotum, on trouve une série de points douloureux bien indiqués par Valleix, et qu'exagère la pression : au milieu de la crête iliaque, au niveau du canal inguinal, sur la ligne blanche au-dessus de la symphyse, points que l'on ne trouve pas dans l'affection qui nous occupe. De plus, dans la névralgie iléo-scrotale, les organes génitaux eux-mêmes ne sont pas douloureux.

Chez les malades présentant le testicule hystérique, outre qu'ils ont les signes les plus habituels de l'hystérie (semi-anesthésie cutanée, diminution du champ visuel, anesthésie pharyngienne), on trouve au niveau du testicule un point hystérogène. « Ce point, dit M. Gilles de la Tourette, dans son *Traité clinique et thérapeutique de l'hystérie*, presque constamment unilatéral, peut siéger uniquement dans la peau des bourses, ou au contraire avoir le testicule lui-même pour siège. » L'excitation locale provoquée en ce point par la pression ou la palpation détermine non pas une crise névralgique, mais une crise d'hystérie, ou tout au moins ses prémices si caractéristiques. Nous en rapportons un exemple.

On ne connaît pas de cas dans lesquels le testicule ou l'épididyme ait été le siège de l'aura, point de départ des crises épileptiques.

Les crises testiculaires du tabes, fort rares, elles aussi, présentent le caractère fulgurant ; elles sont passagères et n'ont pas de point de départ épididymo-testiculaire.

Nous avons signalé dans le chapitre consacré à l'étiologie un certain nombre de causes capables de produire des douleurs névralgiques symptomatiques, soit qu'elles agissent par leur présence comme agent irritant, soit par compression ; nous n'y reviendrons pas ici.

Pronostic.

Si la gravité d'une maladie était proportionnelle à la mortalité qu'elle entraîne, il faudrait regarder la névralgie testiculaire comme une affection bénigne ; mais si l'on tient compte d'une part de son retentissement sur l'état général, de la neurasthénie profonde et de l'amaigrissement qu'elle peut entraîner (obs. Chipault) ; si, d'autre part, on se rappelle que dans quelques cas, les malades ont été poussés au suicide; que MM. Terrillon, Curling, Gosselin ont été obligés de pratiquer la castration, vu le caractère rebelle des douleurs, on doit considérer la névralgie testiculaire comme une affection très sérieuse.

CHAPITRE III

Traitement.

Nous retrouvons dans le traitement de la névralgie testiculaire tous les médicaments ordinaires des névralgies : quinine, analgésine, morphine, belladone, etc. Leur nombre même est la meilleure preuve de leur peu d'efficacité ; nous ne nous y arrêterons pas, non que nous en repoussions l'emploi, mais il nous semble que, s'ils ne donnent pas rapidement des résultats satisfaisants, il ne faut point s'y attarder et intervenir d'une façon plus radicale.

Il est bien évident que dans le cas où l'on observerait la névralgie testiculaire chez un sujet anémique, syphilitique ou hystérique, le premier traitement à instituer serait celui de la maladie elle-même.

Dans tous les cas, le port d'un suspensoir et l'hydrothérapie nous semblent des procédés recommandables ; cependant les douches et les ablutions froides ramenaient ou provoquaient la douleur chez le premier malade de M. Monod (obs. V).

Nous avons trouvé signalés dans la bibliographie médicale deux cas, où l'application locale de glace a suffi à produire une amélioration notable ; si l'on a recours à ce procédé, on aura soin de ne pas mettre la glace directement en contact avec la peau du scrotum ; on aura soin d'interposer une flanelle, afin d'éviter tout accident.

Hammond rapporte deux faits personnels dans lesquels il a obtenu la guérison par la compression énergique des éléments du cordon au niveau du pubis. Il employait dans ce but une pelote appliquée et serrée au moyen d'une bande de caoutchouc pendant quinze minutes environ. Ce procédé agissait sans doute par solution de continuité des tubes nerveux ; nous le considérons comme un procédé aveugle et peu recommandable.

Carmouze, dans sa thèse, préconise l'injection d'alcool au tiers dans le tissu cellulaire, pour obtenir la sclérose et la destruction des filets nerveux ; nous ne pouvons le suivre dans cette voie et croyons bien plus sûr et bien préférable de s'adresser à un procédé déjà appliqué avec succès à d'autres névralgies périphériques, c'est-à-dire à la résection nerveuse.

Cette opération se recommande par sa simplicité et par sa parfaite innocuité pour le malade. Le manuel opératoire ne comporte qu'une incision et la dénudation des éléments du cordon; elle demande cependant de la part du chirurgien beaucoup de patience et de délicatesse. Il ne suffit pas, en effet, d'isoler le canal déférent, de le dénuder, de lier et de réséquer en bloc les autres éléments du cordon. Le chirurgien doit se proposer, en intervenant, dans le cas qui nous occupe, non seulement de débarrasser le malade d'une affection pénible et douloureuse, mais encore de lui conserver l'intégrité de ses fonctions génitales. Il faut donc de toute nécessité éviter l'atrophie testiculaire, c'est-à-dire respecter les vaisseaux qui assurent sa nutrition. Nous considérons que c'est là un point très important. Le chirurgien doit également se méfier de la possibilité d'une orchite ou d'une épididymite post-opératoire. Il aura donc les plus grands égards pour des organes aussi délicats.

On sera évidemment forcé, au cours de l'opération, de rompre, outre les plexus déférentiel et spermatique, les filets venus de l'abdomino-génital et du génito-crural; il ne semble pas que ce soit là une contre-indication à l'opération, car il n'en résulte pas pour le malade d'inconvénients durables. L'observation de M. Chipault est fort explicite à ce sujet.

Ces réserves faites, la résection nerveuse dans les cas de névralgies testiculaires rebelles nous semble recommandable et digne de nouveaux essais; les faits que nous rapportons ne sont pas assez nombreux pour permettre de trancher la question et de poser des conclusions fermes, tout en n'étant peut-être pas absolument aussi rares qu'ils le semblent au premier abord. M. Monod vient d'en observer deux cas en un an; M. Chipault a eu un moment l'espoir de pratiquer à nouveau cette opération tout récemment chez un malade ayant eu connaissance de sa première observation et venu spécialement dans le but de se faire opérer. Malheureusement, à la suite de l'examen de son urèthre postérieur, examen pratiqué avec l'intention de s'assurer s'il y avait là ou non une cause d'irritation susceptible de provoquer la névralgie, le malade, froissé dans son amour-propre, partit et ne revint pas.

Peut-être d'autres observateurs ont-ils un ou deux cas de même genre qu'ils ne publient pas, ne pouvant tirer des conclusions d'un fait unique ; nous serions heureux si ce travail, si court et si incomplet qu'il puisse être, attirait l'attention de ce côté et permettait de grouper un nombre de faits suffisant pour éclairer ce point délicat de neuro-pathologie des organes génitaux. Nous croyons cependant pouvoir tirer des observations que nous rapportons, quelques vues pratiques.

1° Le premier soin du chirurgien sera de conserver l'organe et la fonction toutes les fois qu'il le pourra ;

2° La résection nerveuse ne doit pas être appliquée systématiquement à tous les cas de névralgies testiculaires, mais seulement aux cas de névralgies essentielles. Il est bien évident, en effet, que lorsque l'examen du malade permet de relever une cause productrice de la douleur (kyste, fibrome, etc...), le traitement ou l'intervention s'adressera directement à cette cause.

Si cette cause a produit des lésions mal limitées ou trop étendues pour qu'il soit possible de supprimer la cause sans abolir la fonction, l'opérateur réglera son intervention d'après l'état du testicule. Alors même que celui-ci semblerait inutile, s'il n'est pas par lui-même une cause de danger pour le sujet, on devra considérer l'importance du « TESTICULE MORAL » et ne pratiquer la castration que contraint et forcé ;

3° Dans les cas où l'examen le plus minutieux n'a pu mettre en évidence aucune cause ou lésion, il est indiqué de pratiquer la résection des plexus spermatique et déférentiel en respectant, comme nous l'avons déjà dit, le canal déférent et les artères et veines qui assurent sa nutrition.

Les résultats de la première intervention de M. Monod sont très satisfaisants, le malade n'ayant plus souffert depuis un an entier et ayant pu reprendre toutes ses occupations; nons espérons qu'il en sera de même pour le second, mais ne pouvons l'affirmer, vu la date trop récente de l'observation. Les bienfaits retirés de l'intervention par le malade de M. Chipault sont encore bien plus considérables; il suffit, pour s'en convaincre, de voir l'état de déchéance physique et morale dans lequel il était tombé et de le comparer à son état six mois après. M. Chipault a bien voulu lui écrire ces jours-ci : nous avons donc des renseignements tout récents et tout en faveur de l'intervention que nous préconisons.

S'il n'en est pas de même du cas opéré par M. Demons, nous ferons remarquer que ce mauvais résultat ne peut être reproché à l'intervention. En effet, le malade dont il s'agit est un enfant trouvé ; ses antécédents sont inconnus, il est vrai, mais il y a beaucoup de présomptions en faveur d'une tare originelle ; en outre, il est reconnu qu'il est atteint de varicocèle ; nous nous demandons si les douleurs ne sont pas dues à cette cause et s'il ne s'agit pas simplement d'un petit varicocèle douloureux relevant par conséquent d'une double intervention, résection nerveuse d'une part, résection du scrotum et ligature veineuse d'autre part. Nous signalerons enfin la théorie congénitale du varicocèle, soutenue dernièrement par M. Escat (de Marseille), et dirons avec lui que si tout varicocéleux n'est pas un dégénéré, beaucoup de dégénérés sont porteurs de varicocèle. Il se peut donc que ce soit là la cause ou une des causes de l'insuccès obtenu par M. Demons ; nous croyons qu'il n'est pas imputable à la résection nerveuse elle-même. Du reste, aucun traitement n'a amélioré le malade, et l'intervention n'a pu en aucun cas aggraver son état.

M. Demons, dans son intervention, a réséqué en bloc, veines, artères, nerfs, ne respectant que le canal déférent; ce n'est donc pas, à proprement parler, une résection des plexus nerveux testiculaires.

En terminant, nous exprimerons encore notre désir de voir de nouveaux faits venir justifier et répandre cette opération qui nous semble introduire un élément nouveau très digne d'intérêt dans la neuro-pathologie chirurgicale des organes génitaux.

OBSERVATIONS

Obs. I *(résumée)*. — Carmouze, th. Bordeaux.

Joseph B..., 42 ans, ancien officier, sans antécédents ni personnels ni héréditaires.

Première douleur en 1885. Examen négatif. KI et bains sulfureux. Congé et repos de deux mois sans amélioration. Obligé de quitter le service.

En 1887. État général bon ; le malade assis semble bien portant, mais la marche est très difficile, le malade fléchit les cuisses, écarte les jambes et se penche en avant. Les douleurs ont persisté. Aucun traitement ne l'a amélioré, le repos seul le soulage.

L'examen local ne révèle ni épididymite, ni varicocèle.

Obs. II *(résumée)*. — Terrillon.

Homme, 28 ans. Très nerveux dès son enfance.

Début trois ans avant l'examen actuel. Douleur testiculaire se propageant dans les reins, s'accompagnant de vomissements et perte connaissance.

La pression du testicule provoque une crise d'hystérie. Amélioré par l'hydrothérapie.

Obs. III *(résumée)*. — Carmouze.

S. M..., domestique, né en 1849, enfant trouvé.

Première douleur à 17 ans et pesanteur du testicule.

Démangeaisons de la face postérieure des bourses.

En 1872, traitement mercuriel, syphilis (alopécie).

En 1873, crise testiculaire et perte de connaissance.

En 1887, entre chez M. Demons, où on constate un varicocèle double. Ligature du cordon, sauf canal déférent, et résection. Non amélioré, entre chez M. Pitres en 1888. Douleurs testiculaires bilatérales que n'améliore aucun traitement. Pas de stigmates hystériques nets. Marche très difficile.

Obs. IV. — *Cas de névralgie du testicule traité par résection du cordon* (Chipault, *Travaux de neurologie*, V, p. 66).

Au mois de septembre 1899, se présenta un homme de 32 ans, non marié, sans profession, et dont l'aspect général révélait une souffrance profonde. Cet homme, dont les parents, décédés à un âge avancé, étaient, paraît-il, d'une excellente santé, s'était habituellement bien porté jusque vers l'âge de 25 ans : il avait eu les maladies ordinaires de l'enfance, rougeole et scarlatine, avec une grande bénignité ; sa croissance s'était bien faite, et à la fin de l'adolescence, il était plutôt, comme force, supérieur à la moyenne. Habitant à la campagne, il passait son temps à chasser et à surveiller ses propriétés. Il n'y avait pas de trace de nervosisme.

A 22 ans, blennorrhagie légère, suivie le quinzième jour d'un peu de douleur dans l'épididyme gauche. Sans aucun traitement, ces phénomènes douloureux s'étaient effacés, et au bout d'un mois le jeune homme ne se ressentait plus de cet incident qu'il oublia complètement.

Pas de syphilis.

C'est à 25 ans que s'établirent les symptômes de l'affection actuelle, d'abord insidieusement, puis avec une intensité de plus en plus grande pour aboutir aux souffrances d'aujourd'hui qui paraissent intolérables.

Le plus lointain souvenir qu'ait le malade de son affection, remonte à un jour de chasse où, après avoir sauté un fossé, il ressentit dans les bourses une douleur suffisamment vive pour l'obliger à s'asseoir sur place, les cuisses fléchies et écartées pendant près d'une heure. Le lendemain, sous l'influence d'une cause analogue, le même incident se reproduisit, puis encore le surlendemain.

Inquiet, le malade consulta le médecin de la localité qui, l'antécédent blennorrhagique lui ayant été caché, conclut, paraît-il, à une épididymite traumatique et conseilla, outre l'application d'une pommade calmante, probablement morphinée, le port d'un suspensoir.

Sous l'influence de ce traitement, après quelques jours de repos, tout se calma ; la chasse était du reste fermée, et le malade resté, malgré lui, craintif, évitait les fatigues et les efforts quelque peu violents.

Mais au mois de septembre, à l'époque de l'ouverture, les mêmes accidents se reproduisirent ; après une lutte de quelques semaines, le malade dut céder et se confiner dans l'existence renfermée qu'il n'a pas quittée depuis. Il a consulté d'innombrables médecins et chirurgiens ; tous les calmants locaux et généraux ont été appliqués sans résultat ; l'électricité n'a pu être tolérée. L'immobilité seule apporte un repos transitoire à un état qui, malgré les oscillations dans un sens ou dans l'autre, est aujourd'hui considérablement aggravé.

Le malade ne trouve de repos que dans une immobilité complète : la nuit, couché du côté droit, la cuisse droite fléchie et la cuisse gauche étendue, les bourses reposant sur la première ; le jour, allongé sur un fauteuil à dossier très penché, les pieds appuyés sur un escabeau élevé, les cuisses fléchies et écartées, les bourses reposant sur le fauteuil. La moindre sensation de mouvement détermine une crise de douleurs qui, commençant par les bourses où elles semblent diffuses, gagnent le pli de l'aine gauche et s'étendent jusqu'à la région lombaire et à la partie postérieure de la cuisse. La marche est pour ainsi dire impossible ; elle ne peut se faire que les cuisses fléchies et écartées, les reins fléchis. La défécation par les contractions abdominales et les contacts qu'elle provoque est toujours le point de départ d'une crise, aussi le malade ne va-t-il à la selle que tous les deux ou trois jours, et est-il perpétuellement constipé et la langue chargée. La miction n'est pas douloureuse. Il n'y a pas eu de coït depuis des années et les pertes séminales sont devenues de plus en plus rares ; elles n'ont aucune influence ni en bien, ni en mal, sur les souffrances. Bien entendu, un suspensoir ouaté est porté en permanence et changé le plus rarement possible.

On conçoit à quel état d'affaiblissement, et, pour employer le mot exact, de déchéance et de malpropreté absolument sans rapport avec son état social, en était arrivé un individu dans cet état permanent de souffrance.

Je n'ai pas besoin de dire que son examen fut particulièrement difficile.

Cet examen, fait avec des précautions extrêmes, me révéla l'état local suivant : rien du côté des bourses de dimension et de souplesse normales ; rien du côté du périnée, rien du côté du cordon ; ni du côté des parties, sauf peut-être une certaine sensibilité du testicule. Du côté gauche, le testicule n'était pas douloureux, mais son palper, si prudent qu'il fût, provoquait des douleurs par les mouvements indirects qu'il imprimait à l'épididyme. Celui-ci, en effet, dont les dimensions paraissaient normales, était de ce côté le siège d'une hyperesthésie extrême : le malade comparait la sensation éprouvée à son niveau au moindre contact à une sensation atroce de brûlure, si intense qu'elle envahissait les parties en totalité.

Si discret qu'il eût été, mon examen avait provoqué toute une série de crises : d'abord, lorsqu'il fallut enlever le suspensoir ; puis, à plusieurs reprises, pendant le palper des parties du côté gauche. Je constatai que pendant la crise, les bourses se rétractaient et faisaient remonter les testicules presque au périnée. Je constatai aussi, en cherchant au cours de mon examen le réflexe crémastérien, que les frottements de la partie interne de la cuisse gauche provoquaient, du côté du crémaster, une contraction d'intensité analogue, qui devenait immédiatement le point de départ d'une crise douloureuse. J'ajoute que pendant les crises, le malade pliait les cuisses en les écartant, portait les mains vers les bourses sans y toucher, comme pour les protéger, et poussait de sourds gémissements. Je ne saurais mieux comparer l'aspect de souffrance qu'il présentait alors qu'à celui des malades atteints des formes les plus intenses de la névralgie faciale.

Lorsque l'état de fatigue produit par l'examen local se fut calmé, je procédai à un examen général qui fut négatif au point de vue de toute lésion du système nerveux. Il n'y avait absolument aucun signe de tabes ; les réflexes rotuliens étaient plutôt exagérés et les pupilles dilatées ; il n'y avait pas trace d'hystérie ou d'épilepsie ; jamais les crises névralgiques ne s'étaient résolues en une crise, même avortée, de l'une ou de l'autre sorte. Le malade était du reste dans un état de dépression profonde qui suffisait à expliquer l'intensité de ses douleurs.

J'étais, à n'en pas douter, en présence d'un cas de névralgie du testicule sous la dépendance d'une lésion des organes génitaux externes.

Quelle décision thérapeutique prendre en présence de cet état? Le malade, à bout de patience et de force, se refusait à l'emploi des moyens médicaux dont il avait depuis de longues années constaté l'inutilité et était prêt à tout, même à l'ablation de son testicule. C'était, du reste, très exactement pour se faire pratiquer une castration qu'il était venu me trouver.

Son état déplorable, l'abolition complète de ses fonctions génitales depuis des années, l'état sain du testicule qui serait conservé légitimaient à n'en pas douter cette intervention, mais avant d'en arriver à cette extrémité, je crus devoir proposer la tentative suivante : sous chloroforme, examiner directement l'épididyme ; s'il existait une lésion localisée, dont la suppression était possible sans abolir la fonction du testicule correspondant, la supprimer ; sinon, faire la résection des nerfs du cordon, en conservant le canal déférent, ainsi que les artères et veines. Le seul inconvénient de cette façon d'agir était de nécessiter, en cas d'insuccès, une opération ultérieure qui ne pouvait plus, celle-ci, consister que dans la castration.

Le malade accepta sans hésiter cette manière de voir.

L'intervention fut pratiquée le 28 septembre. Sous chloroforme, je fis une incision allant de l'orifice inguinal à l'extrémité supérieure de la bourse. Incisant la vaginale, je pus palper directement l'épididyme et constater son intégrité ; il n'y avait rien à faire de ce côté. Approfondissant mon incision couche par couche, je mis donc à nu les éléments du cordon sur une longueur de 4 à 5 centim., et me mis en devoir d'en pratiquer l'énervation. Une à une, je séparai du tissu cellulaire, j'isolai et dénudai les veines, du reste peu volumineuses chez ce malade, et me trouvai dès lors en présence d'un faisceau beaucoup moins volumineux constitué par le canal déférent, les artères, les plexus déférentiel et spermatique, accolés l'un à l'autre, les filets nerveux venus des abdomino-génitaux et du génito-crural. L'opération idéale eût dû consister dans la résection des deux premiers destinés à l'épididyme et au testicule, avec préservation des derniers destinés à la bourse correspondante. Cette solution me parut impossible.

Dès lors, le canal déférent, puis les artères furent mis à nu, complètement dénudés, puis réclinés. Pendant ces manœuvres, une artériole de petit volume se rompit et dut être tordue. Il me restait alors un faisceau mince, contenant très probablement les nerfs du cordon. J'avais pu arriver à ce résultat sans léser le canal déférent et sans presque modifier pour l'avenir les conditions de la circulation testiculo-épididymale. La dissection avait du reste été très minutieuse, et me prit près de trois quarts d'heure. Je jugeai toutefois cette lenteur bien préférable à une résection en masse des éléments du cordon après séparation du canal déférent. L'intervention ainsi pratiquée aurait eu, en effet, pour conséquence fatale l'atrophie du testicule, qu'il eût été dès lors beaucoup plus facile et logique, étant donné l'état d'esprit du malade, d'enlever purement et simplement.

Sutures, pansement ouaté.

L'opération fut assez bien supportée ; l'opéré, très débilité, fut lent à se réveiller et il y eut un peu de shock ; le soir, l'état était redevenu normal. Il n'y eut jamais de température. Le cathétérisme fut nécessaire les deux premiers jours.

Pendant les six premiers jours, le malade resta dans son lit, les uisses écartées, les parties soutenues par son pansement, sans faire aucune espèce de mouvement; il n'alla même pas à la selle; cette période fut indolente, mais il n'y avait rien à en conclure, étant donnée l'immobilité absolue qui, à elle seule, pouvait suffire à expliquer l'accalmie constatée.

Inutile de dire avec quelle angoisse l'opéré attendait le résultat de l'opération. Enfin, le septième jour au matin, on fit un pansement. Il fut pénible. Le malade se plaignit de douleurs sourdes à plusieurs reprises, mais il n'eut pas de crises. Je constatai une hypoesthésie manifeste de la partie antéro-externe de la bourse; le testicule, palpé sans prévenir le malade, se montra indolent ; quant au palper de l'épididyme pratiqué également à l'improviste, il détermina des douleurs locales indéfinissables, mais sans crises. le frôlement de la partie interne de la cuisse ne provoqua aucune contraction du crémaster.

De l'aveu même de l'opéré, il y avait une amélioration notable.

Le lendemain, un purgatif fut donné; la débâcle se fit sans provoquer de crise, et presque sans douleur.

Le douzième jour, le second et dernier pansement fut enlevé.

A partir de ce jour, le malade, avec un suspensoir légèrement ouaté, commença à se lever et à faire quelques pas. La première fois, il eut une crise avortée; ensuite, simplement quelques douleurs qui, lorsqu'il prolongeait ses essais de marche, devenaient assez vives pour l'obliger soit à stationner debout, les jambes écartées, soit à s'asseoir.

Le dix-septième jour, jour où l'opéré quitta la maison de santé dans laquelle il avait été opéré, l'état local était le suivant : hypoesthésie locale disparue, la suppléance s'étant sans doute faite très vite par les rameaux du honteux interne et les rameaux du cutané postérieur de la cuisse; réflexe crémastérien toujours absent du côté de l'opération; cordon et testicules indolents; épididyme, surtout au niveau de la tête, douloureux à la pression, sans que les douleurs provoquent de crises. De même la marche réveillait de temps en temps des douleurs au niveau des parties, mais qui restaient localisées et étaient tolérables. La défécation ne déterminait pas de douleurs. Je ne saurais mieux comparer l'état du malade à ce moment qu'à celui du malade atteint d'une épididymite de moyenne intensité. L'état général était excellent.

En somme, il y avait un mieux considérable, mais la guérison n'était pas complète.

Vers le 15 novembre, le malade revint me voir, cette fois tout à fait satisfait. Il était véritablement transformé et avait rajeuni de dix ans. Il marchait aisément, avec une allure normale, faisait des promenades de une à deux heures par jour et allait régulièrement à la selle. Il lui arrivait seulement, une ou deux fois par jour, lorsque la bourse gauche était heurtée par les vêtements ou les cuisses, dans les mouvements un peu brusques, d'y ressentir une douleur un peu vive durant quelques minutes. Par un examen local, je m'assurai qu'elle était due à un certain degré d'hyperesthésie persistante au niveau de la tête de l'épididyme. Jamais ces douleurs ne déterminaient de crises, elles n'entravaient en rien l'existence.

Depuis, à plusieurs reprises, le malade m'a donné de ses nouvelles. Son état local est le même. Il a toujours l'épididyme sensible sans plus; cela ne l'empêche pas de mener une existence de plus en plus active, presque aussi active qu'autrefois : il a eu quelques érections nocturnes suivies de pertes, ce qui ne lui était pas arrivé depuis des années, mais, ainsi qu'il me l'a dit, « malgré tout, il n'a pas osé se risquer, quoique cela le tourmente outre mesure ».

Je n'ai pas besoin d'ajouter que l'état général était excellent.

Je peux donc me considérer comme très satisfait du résultat obtenu. Reçu dernières nouvelles très bonnes le 29 juin 1901.

Obs. V *(inédite)*. — Monod.

H..., 32 ans, grand, fort, bien bâti; aucun antécédent tuberculeux, ni personnel, ni familial. Quelques douleurs rhumatismales.

Quelques névralgies. Aucune tare organique appréciable. Amateur de sports, chasse, cheval, natation.

En 1895 (juin), épididymite blennorrhagique double, durée vingt-huit jours. En août même année, épididymite à gauche attribuée par le malade à une pleine eau (??). Je le vois pour la première fois au mois de mars 1897. Vient me consulter pour une douleur pas très vive, mais pénible et qui le préoccupe, douleur siégeant dans la bourse gauche avec irradiations à la face interne de la cuisse.

Cette douleur revient par crises de durées variables, suivies d'un sentiment de grand soulagement.

Certaines circonstances ou certains actes l'exaspèrent ou au contraire la calment. C'est ainsi que l'*exercice du cheval* la diminue plutôt, tandis que celui de la bicyclette la réveille.

La *marche* est sans action, ainsi que la défécation. Le malade souffre moins quand le temps est chaud, davantage au contraire quand ses extrémités sont froides, lorsqu'il prend un bain froid ou se fait une ablution froide, et cependant il est certain que la chaleur du lit tend à ramener la souffrance.

Le coït a été douloureux, il ne l'est plus maintenant.

A l'*examen local*, les bourses sont normales : ni tuméfaction, ni diminution de volume : au palper, on arrive non sans peine à trouver au-dessous de la tête de l'épididyme gauche un point un peu plus résistant que le reste de l'organe. La pression sur ce point détermine une assez vive douleur.

26 juin 1897. A peu près même état ; le malade a été quinze jour sans souffrir aucunement, sauf à la pression ; actuellement, la douleur tend à reparaître avec les mêmes caractères qu'auparavant.

Malgré l'existence du point douloureux épididymaire, supposant que l'état nerveux du malade est pour beaucoup dans ses souffrances, je l'engage à suivre les conseils de son médecin ordinaire et à aller faire une saison à Bourbon-Lancy.

Mai 1898. Je ne le revois qu'en mai 1898. Il me raconte qu'à la suite de sa station à Bourbon-Lancy, faite en août 1897, il s'est cru complétement guéri. Il restait un peu de sensibilité à la pression, mais les souffrances spontanées avaient disparu, et cela malgré de grandes fatigues (chasse).

En novembre 1897, elles ont reparu et son état est actuellement le même que lorsqu'il était venu me voir la première fois.

Je retrouve toujours le même point douloureux et dur au-dessous de la tête de l'épididyme et suppose qu'il doit exister à ce niveau un petit kyste, point de départ des crises névralgiques.

J'avais à diverses reprises émis cette hypothèse devant le malade, lequel me prie, si je suis toujours dans ce sentiment, d'*y aller voir*.

L'opération n'ayant aucune importance ni gravité d'une part, la longue durée de l'affection, sa résistance à toutes les médications employées la justifiant d'autre part, je consens à la pratiquer.

Première opération, 12 juillet 1898. — Incision à la racine de la bourse gauche. A l'ouverture de la vaginale, un peu de liquide s'écoule. J'extrais le testicule et l'examine. Il est sain ; la queue ou mieux la région de la queue est un peu épaissie ; la tête semble plus volumineuse que normalement et de teinte bleuâtre. Pas de kyste.

La consistance de l'organe paraissant aussi un peu augmentée, je fends longitudinalement la tête de l'épididyme dans une étendue de 2 centim. environ ; il s'échappe de cette petite plaie une matière grisâtre, puriforme, qui n'est probablement que le contenu du canal épididymaire. Le tissu de l'épididyme semble du reste sain. Je referme aussitôt l'ouverture que j'ai faite par un surjet au catgut fin ne comprenant que la séreuse.

Pas de suture de la vaginale pour éviter la reproduction de l'épanchement.

Réunion de la peau au crin sans drainage. Guérison rapide de la plaie.

Le 18, ablation des fils.

Le 19, le malade quitte la maison de santé.

Le lendemain de l'opération, il y avait eu une légère alerte, le malade souffrait un peu, il lui semblait que sa douleur reparaissait plus vive qu'avant. Mais dès le jour suivant, toute souffrance cesse; il en est ainsi jusqu'à son retour chez lui.

25 juillet. Le même bon état persiste, la douleur à la face interne de la cuisse en particulier, qui tourmentait surtout le malade, n'existe plus.

Le cordon et l'aine sont un peu sensibles.

Il existe une tuméfaction évidente de la tête de l'épididyme, au niveau de l'incision faite, mais aucunement douloureuse à la pression.

Deuxième saison à Bourbon-Lancy en août 1898, pour consolider le bon résultat obtenu.

20 octobre 1898. Même bon état; il existe encore une légère sensibilité à la pression ; les douleurs spontanées n'ont pas reparu.

20 décembre 1898. Le malade recommence à souffrir, mais ce n'est plus par crises; la douleur est continue, surtout après le coït; la marche le soulage plutôt.

Janvier à juin 1899. Le malade, qui n'habite pas Paris, ne vient me voir que de loin en loin. Le 20 juin 1899, il me raconte que la douleur, qui avait reparu en décembre, a été en s'atténuant jusqu'à fin mars; qu'en avril, elle avait été complètement absente. Il semble qu'elle reparaisse depuis quelques jours.

Il parvient en s'examinant (et il s'examine trop) à distinguer deux sortes de souffrances: les unes spontanées, siégeant à l'aine et à la face interne de la cuisse, coïncident avec une douleur précordiale et une douleur au talon (qui a été autrefois le siège d'une blessure); les autres testiculaires, réveillées par la pression et surtout par les tractions sur les bourses.

Somme toute, l'amélioration est grande et il se déclare satisfait.

Je constate au toucher la persistance d'un petit point épididymaire très sensible.

Décembre 1899. A fait une cure à Aix, du 15 juillet au 15 août; il en est revenu complètement débarrassé des douleurs à distance (sternales et au talon). Reste la sensibilité testiculaire, mais très atténuée, plus marquée quand il est au lit ou assis dans un fauteuil qu'à la marche ; n'est pas réveillée par le coït ni par les exercices violents (a pu chasser et même chasser à courre).

Cette sensibilité est continue, il n'y a toujours pas de crises douloureuses.

Mars 1900. La douleur persiste et s'accentue. Le malade a la sensation bien nette qu'elle est plus vive lorsque les bourses sont relâchées (chaleur au lit) et qu'elle disparaît quand elles sont resserrées par le froid. Il est obligé de rester couché sur le dos ; dans le décubitus latéral, le poids du testicule lui est insupportable.

Le point épididymaire persiste. Je me décide, sur les instances du malade, à aller de nouveau à l'épididyme pour pratiquer non pas une smiple incision, mais une résection partielle de l'organe supposé malade au niveau du point sensible.

Deuxième opération, 10 avril 1900. — Incision verticale sur le point douloureux. Mise à nu du testicule et de l'épididyme.

La tête de l'épididyme est fendue suivant son grand axe. Dans son épaisseur, on découvre une petite masse grenue tranchant par sa couleur grisâtre sur celle du tissu épididymaire voisin. Cette petite masse est circonscrite par une double incision et extraite.

La petite perte de substance ainsi faite est comblée par le simple rapprochement de ses bords à l'aide d'un surjet au catgut. Suture de la peau sans drainage. La petite masse extraite a le volume d'un pois. Je la confie à mon collègue et ami le Dr Macaigne, qui me répond qu'elle est exclusivement composée de tissu épididymaire normal contenant des spermatozoïdes.

A la suite de cette intervention, il y eut une petite poussée d'épididymite passagère. Le 13 avril, ablation des fils. Le malade rentre chez lui le 26, complètement débarrassé de ses douleurs.

12 mai. L'indolence persiste absolue ; on sent, au niveau de la tête de l'épididyme, une petite masse dure, probablement cicatricielle, qui est à peine sensible.

7 juillet. Ce bon état a persisté jusqu'au 1er juillet. A cette date, le malade croit pouvoir se passer du suspensoir qu'il a porté jusque-là. Deux jours après, les douleurs reparaissent.

A son retour, en septembre 1900, il me fait savoir que les souffrances, sans être vives, sont presque incessantes. Il est tellement obsédé par cette sensation qu'il est prêt à tout supporter (castration exceptée) pour en être débarrassé.

Il n'y a plus lieu évidemment de s'attaquer à l'épididyme, mais peut-être peut-on essayer d'agir par élongation ou résection sur les nerfs que se rendent à l'épididyme.

D'accord avec le malade et après avoir pris l'avis de mon collègue le Dr Arrou, je me décide à tenter une troisième intervention en ce sens.

Troisième opération, 10 septembre 1900 (en présence et avec le bon concours du Dr Arrou). — L'incision est menée sur la ligne cicatricielle de la deuxième opération, remontant un peu plus haut le long du cordon. Il n'existe aucune adhérence en ce point des enveloppes cutanées avec l'épididyme ni avec le testicule.

Celui-ci est rapidement énucléé de sa loge celluleuse et amené dans la plaie, suspendu au cordon.

Le plan opératoire est dès lors le suivant :

1° Isoler en avant les vaisseaux ;

2° Isoler en arrière le canal déférent ;

3° Remettre en bon état l'épididyme si besoin est ; en tout état de cause, l'énerver complètement.

L'isolement des vaisseaux sanguins se fait sans difficulté. Toutefois, pour atteindre plus sûrement le but, leur dénudation (avec deux pinces à griffes) est poursuivie très loin, au point même d'amener quelques déchirures veineuses. aussitôt oblitérées avec du catgut très fin. Cette dénudation exacte doit rompre les nerfs quelque peu volumineux qui les accompagnent.

L'isolement du canal déférent est facile également. Il n'existe aucune gangue fibreuse. L'artère déférentielle n'est pas vue.

Au milieu, l'épididyme est, avec deux pinces à griffes, isolé de tout le tissu qui l'entoure et qui est peut-être un peu plus résistant qu'à l'état normal : cette partie de l'opération est longue et délicate à exécuter. Cela fait et pour supprimer la conduction nerveuse, tout le tissu cellulaire qui surmonte l'épididyme et qui gagne l'épaisseur du cordon est saisi avec deux pinces de Kocher, étiré violemment et dilacéré. Je pense ainsi pratiquer l'élongation, plutôt même que la rupture de tout le plexus spermatique et déférentiel (sympathique).

Les suites immédiates de cette intervention furent sans incident aucun. Les suites éloignées sont aussi bonnes. Toutes les sensations douloureuses éprouvées par le malade non seulement disparurent de suite, mais n'ont pas reparu depuis.

Le malade m'a fait savoir récemment qu'il a repris toutes ses occupations sans éprouver la moindre souffrance.

Obs. IV. — Monod.

Ma deuxième observation est exactement superposable à la première, mais l'intervention est ici de date trop récente pour que l'on puisse juger du résultat définitif. Je ne la cite donc que pour mémoire.

Il s'agit ici d'un homme jeune encore, 29 ans, atteint il y a deux ans d'une épididymite blennorrhagique double, d'abord à gauche, puis à droite. Depuis un an il se plaint d'une douleur à l'aine droite et à la face interne de la cuisse droite. De plus, la bourse droite est très sensible au toucher.

Ni au palper ni à la vue, le testicule ne semble cependant augmenté de volume ; il faut une exploration attentive pour découvrir au niveau de la tête de l'épididyme un point très sensible au toucher, point douloureux dont le malade ignorait l'existence. La souffrance spontanée dont il se plaint est du reste peu vive, mais elle est presque constante, agaçante à tel point qu'il réclame une intervention chirurgicale pour en être débarrassé. Celle-ci, faite le 3 juin 1901, a été conduite exactement comme la précédente.

Le résultat paraît devoir être le même : le malade s'est quelques jours après l'opération, plaint de souffrir encore un peu dans l'aine droite. Cette douleur n'a pas persisté ; elle avait complètement disparu le 15 juin, jour où le malade a quitté la maison de santé où il avait été opéré.

CONCLUSIONS

1° La névralgie testiculaire est une affection rare;

2° On trouve presque toujours pour origine l'infection blennorrhagique;

3° Quand le traitement médical a échoué, on doit recourir à l'intervention chirurgicale.

L'opération de choix consiste dans la résection des nerfs du cordon.

BIBLIOGRAPHIE

Arrou. — *Maladies du testicule et de ses annexes.*

Augagneur et **Mollière**. — *Dict. encycl. des sc. méd.*, art. « Testicule », p 631.

Barras. — Obs. citée in thèse de Sarrau.

Boyland. — Neuralgia of testis. *Am. specialist*, 1881, p. 53.

Brodie (B.). — *London med. Gaz.*, XIII, 1837, p. 620

Burckhardt. — Neuralgia testiculi noch einem Tripper enststanden. *Prov. San. Ber. d. K. med. Coll. zu. Königsb.*, 1842, p. 53.

Caldas. — Nevralgia do testiculo resultado do catetherismo praticado prada a dilataco de un estreitamento uretral. *Gaz. méd. da Bahia.*, 1876, 2 s., I, p. 350–354.

Carmouze. — *Contribution à l'étude de la névralgie testiculaire.* Th. Bordeaux, 1888.

Chaussier. — *Tableau sypnotique des névralgies*, Paris, 1882.

Chipault. — *Travaux de neurologie*, VI, 1900, p. 166.

Cooper (A.). — *Œuvres chirurgicales complètes*, traduction par Chassaignac et Richelot. Paris, 1837.

Curling. — *Maladies du testicule*, traduction de Gosselin. Paris, 1837.

Filippi. — Nevralgia del testiculo. *Imparziale*, Firenze, 1873, XIII, p. 481-495.

Genaudet. — Observation d'irritabile testis. *Gaz. médic. de Lyon*, 1867, XIX, p. 130.

Gosselin et **Walther.** — *Nouv. dict. de méd. et de chir. pratiques.*

Grasset. — *Traité pratique des maladies du système nerveux.*

Graves. — *Dublin journ. of med. Sciences*, XIII, p. 379.

Hammond. — Neuralgia of testis. *Saint-Louis Cour. medic.*, mai 1880, p. 429-438.

Hoppe. — Schmerz des Hodens, gehoben durch kupfersalbe. *Med. Ztg.*, 1860, p. 161.

Laboulbène. — *Névralgies viscérales.* Th. agrég., Paris, 1860.

Lazarus. — Ueber Neuralgia des Hodens. *Wien. medic. Presse*, 1872, XIII, p. 676-678.

Liegey. — Note sur l'orchite névralgique. *Journal de médecine de Bruxelles*, mai 1868.

Macculoch. — *Essay on the march fever and neuralgie.*

Mauriac. — *Étude sur les névr. reflexes sympt. de l'orchi-épid. blennorrhagique*, Paris, 1870.

Monod et **Terrillon**. — *Maladies du testicule et de ses annexes*, Paris, 1890.

Parker. — Extirpation of testicle for persistent neuralgia, complete calcification of the tunica albuginea. *Tr. South Car. med. Assoc.*, Charleston, 1886, p. 70.

Peyer. — Zur Lehre von der Hodenneuralgie. *Intern. Centralbl. f. Physiolog.*, 1889–90, p. 198-278.

Pouteau. — *Œuvres posthumes*. Paris, 1873, I, p. 246.

Roux. — *De la névralgie du testicule.* Th. Paris, 1876.

Russel. — *Obs. of diseases of the testicle.*

Saison — Obs. de névralgie du testicule. *France méd.*, 1875, n° 34.

Sarrau. — Thèse de Paris, 1841.

Tedenat. — *Nouv. Montpellier médical*, 1897, VI, p 521.

Terrillon. — De la névralgie du testicule. *Bull. de la Soc. de chirurgie* 1886, p 797.

Troschel. — Neuralgia testium. *Med. Ztg.*, 1836, p. 225.

Vana. — Irritabile testis. *Med. and Surg. Reporter*, 1897, XXXIX, p. 309-311.

Vidal (de Cassis). — *Traité de pathol. externe*, V, Paris, 1861.

IMPRIMERIE A.-G. LEMALE, HAVRE

www.ingramcontent.com/pod-product-compliance
Ingram Content Group UK Ltd.
Pitfield, Milton Keynes, MK11 3LW, UK
UKHW020456230726
13925UKWH00005B/1967

9 782014 050974